AF500778

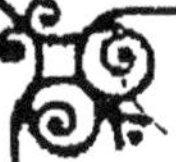
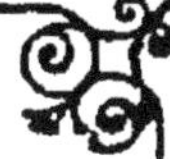

DÉPARTEMENT DU FINISTÈRE

INSTRUCTION

SUR LE

TYPHUS CONTAGIEUX

DU FINISTÈRE

PAR

Le Docteur GESTIN

Conseiller général du Finistère, ancien Directeur du Service de Santé de la Marine, etc.

PUBLIÉE

Par ordre de M. le Préfet du Finistère.

QUIMPER

[Impr]imerie Ch. Cotonnec, place Saint-Corentin.

1891.

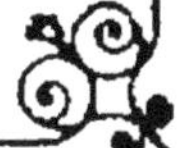

LE TYPHUS CONTAGIEUX DU FINISTÈRE

INSTRUCTION

SUR LE

TYPHUS CONTAGIEUX

DU FINISTÈRE

PAR

Le Docteur R. GESTIN

Conseiller général du Finistère, ancien directeur du service de santé de la marine, etc.

INTRODUCTION.

L'instruction qui suit a été publiée par moi il y a 16 ans, sans nom d'auteur, et distribuée à la plupart des médecins, des maires, des instituteurs et à différentes personnes notables du Finistère. Elle n'a malheureusement rien perdu de son actualité, comme viennent de le montrer les événements de l'Ile-Tudy.

C'est en 1872, à une époque où j'étais professeur de clinique médicale à l'Ecole de médecine de Brest, que j'ai découvert l'existence du typhus dans nos campagnes.

Mes recherches, poursuivies pendant trois ans, me prouvèrent d'une manière certaine que cette maladie, régnant à l'état endémo-épidémique et ne se propageant que par contagion, à l'exemple de la variole, existait depuis un temps immémorial, non seulement dans le Finistère, mais aussi dans le Morbihan et dans une partie des Côtes-du-Nord, et que toutes les épidémies locales signalées généralement sous la rubrique « fièvre typhoïde contagieuse », n'étaient que des épidémies de typhus plus ou moins exanthématique. J'ai développé ces faits, avec preuves à l'appui, dans un mémoire qui a reçu de l'académie de médecine la plus haute récompense accordée aux travaux de ce genre (1) et dont la première partie était consacrée à la description d'une épidémie des environs de Brest.

A maintes reprises depuis, j'ai répété les avertissements, non pas seulement dans mes cours et ailleurs, mais au sein même du Conseil général où, donnant l'alarme, j'ai signalé les ravages exercés dans nos

(1) Ce mémoire n'a pas été imprimé.

campagnes par cette grave maladie (1), indiqué les signes qui la différencient de la fièvre typhoïde avec laquelle elle est encore confondue et fait connaître les moyens de la prévenir et de la combattre.

Mais le typhus n'en a pas moins tranquillement continué à moissonner les populations rurales. Il les moissonne aujourd'hui, il les moissonnera longtemps encore, car s'il faut du temps pour faire accepter une vérité, il en faut bien plus pour que, une fois reconnue et si utile qu'elle puisse être, cette vérité soit mise à profit.

Et cependant il suffirait de quelques milliers de francs pendant quelques années pour sauver des milliers d'existences et pour

(1) Il est impossible de chiffrer ces ravages, mais on peut s'en effrayer quand on considère que le recensement de 1872, fait, il est vrai, peu après la guerre et à un moment où la maladie était signalée dans un grand nombre de localités, a décélé une diminution de 20.000 âmes, au lieu de l'accroissement normal de la population du Finistère; quand on sait qu'il ne se passe pas une année sans que le typhus se montre dans un certain nombre de communes; quand enfin on constate que souvent le quart des personnes atteintes succombe.

détruire les germes sans cesse renaissants du fléau.

La présence permanente du typhus dans un pays est une tache pour la civilisation. Fille de la misère, de l'ignorance et trop souvent de la guerre, cette maladie, ai-je dit dans le mémoire cité ci-dessus, doit un jour disparaître par les progrès des lumières et du bien-être. Mais faut-il attendre ces progrès dont la réalisation est si lente en Bretagne et faut-il, en attendant, se résigner à voir succomber annuellement un nombre plus ou moins considérable des habitants de nos compagnes ? Je ne le pense pas. En Angleterre, cette patrie de la liberté individuelle, des lois sanitaires infligeant la prison et des amendes élevées protègent les citoyens contre les maladies contagieuses. Mais en France, où la vaccination elle-même n'est pas obligatoire, les gens à qui il plaît d'avoir la petite vérole ou qui sont atteints de quelque autre mal transmissible, peuvent, sans que rien ne s'y oppose, communiquer leurs maladies au public et causer un nombre indéfini de décès.

Cependant un progrès va s'accomplir, dit-on. Les hommes éminents dont j'ai eu l'honneur d'être le collègue au comité consultatif d'hygiène de France élaborent un projet de loi sur les maladies épidémiques et contagieuses. Le vœu que j'ai fait adopter il y a dix-neuf ans, à l'égard de ces maladies, par le Conseil général du Finistère, et renouveler cette année, recevrait donc enfin satisfaction. Il est vivement à désirer que ce projet de loi aboutisse, car ce ne sont ni les conseils d'hygiène de nos arrondissements, ni le service des épidémies, ni les administrations locales avec la loi du 13 avril 1850, qui arrêteront la dépopulation occasionnée par les maladies, qui, comme la variole et le typhus, sont pourtant si faciles à éviter.

Mais, en attendant cette loi sanitaire si indispensable, il importe que, usant des faibles moyens que les décrets, circulaires et instructions, voire même la loi de 1850 mettent à sa disposition, l'administration arrête dès maintenant quelques mesures. La récente épidémie de l'Ile-Tudy est un nouvel avertissement dont il faut profiter. Dans cette épidémie, le caractère de la maladie a été nettement reconnu par le docteur Calmette, médecin-major au 19e régiment d'infanterie, et par le docteur Touren, médecin de la marine, qui a déployé un si beau dévouement et qui a failli y perdre la vie. Les autopsies n'ont laissé aucune place au doute. Il s'agit bien du typhus et non de la fièvre typhoïde ni d'aucune autre maladie plus ou moins hypothétique. Cette certitude maintenant acquise, en éclairant l'administration, hâtera certainement l'application des mesures préventives qu'il est urgent de prendre.

En attendant, je reproduis aujourd'hui grâce au concours bienveillant de l'administration et des journaux du département, l'instruction de 1875. Elle est rédigée de manière à être comprise de tout le monde. Trop heureux si les explications et les conseils que j'y donne sauvent la vie à quelques-uns de mes chers compatriotes.

Dr GESTIN.

Paris, Septembre 1891.

INSTRUCTION

I. — Permanence du Typhus dans le Finistère.

Parmi les maladies endémiques qui désolent le Finistère, il en est une sur laquelle il importe d'appeler tout particulièrement l'attention des populations à cause de sa fréquence et de son caractère contagieux. Cette maladie est le typhus.

Le typhus règne dans le Finistère depuis une époque très ancienne ; mais ce n'est qu'à la fin de 1872 qu'il a été reconnu dans la maladie épidémique qui dépeuplait alors le village de Rouisan, près de Brest. C'est la même maladie qui a frappé les collèges de Lesneven et de Pont-Croix au commencement de 1873, et qui, pendant la même année et l'année suivante, a ravagé les cantons du nord de l'arrondissement de Brest, en même temps qu'elle se montrait, tantôt sous forme de petites épidémies, tantôt par cas isolés, dans un grand nombre de localités des autres arrondissements.

C'est enfin le typhus qui, sous le nom de fièvre typhoïde, décime depuis de longues années nos populations rurales, et c'est toujours lui qu'actuellement encore on peut voir dans différents points des arrondissements de Brest, de Quimper et de Morlaix (1).

Il existe presque partout, avec plus ou moins d'intensité, semblant s'éteindre dans certains endroits pour se rallumer ailleurs, diminuer encore et reparaître ensuite dans des cantons déjà éprouvés, mais où de nouveaux aliments lui sont offerts.

Différant en cela de certaines maladies épidémiques d'origine exotique, qui, comme le choléra, s'abattent sur une contrée et disparaissent, le typhus reste fixé dans le Finistère, dans le Morbihan et peut-être dans toute la Bretagne, comme il l'est en Irlande, parce qu'il trouve dans nos cam-

---

(1) Depuis la publication de cette brochure. il n'a pas cessé de se montrer, tantôt dans une localité, tantôt dans une autre. C'est la petite épidémie de l'Ile-Tudy en juin, juillet et août 1891. dans laquelle il y a eu 17 morts sur 90 malades environ, qui motive cette réimpression.

pagnes des conditions favorables à sa permanence.

Il est en effet peu de communes de notre département où l'on ne se souvienne d'avoir vu une ou plusieurs épidémies de cette fièvre contagieuse, dont la nature est encore aujourd'hui généralement méconnue et qu'il faut enfin appeler par son vrai nom.

Sur 100 cas de typhus, il y a en moyenne 20 décès. Il est évident qu'une maladie qui donne une telle mortalité, pour ainsi dire sans interruption, doit entrer pour une large part dans la diminution de 20.000 âmes constatée dans le département par le dernier recensement. Il est donc important que les populations apprennent à reconnaître et à combattre cette maladie.

II. — Symptômes du Typhus.

Voici les signes les plus apparents auxquels on peut reconnaître le typhus : — Les premiers symptômes consistent en un sentiment de malaise et de fatigue accompagné d'étourdissements et de mal de tête. L'appétit diminue et le sommeil se trouble. La fièvre commence par des frissons, bientôt suivis de chaleur. Le mal de tête et l'abattement augmentent. La figure devient rouge, les yeux s'injectent, la langue blanchit, la fièvre s'accroît. Du quatrième au sixième jour se montre une éruption rouge, qui ressemble assez à celle de la rougeole et qui occupe le ventre, la poitrine, le dos, gagnant très souvent les membres, mais n'envahissant presque jamais le visage, ce qui la distingue de l'éruption de la rougeole. Ces taches sont parfois assez nombreuses et assez rapprochées pour donner à la peau une coloration rouge presque uniforme. Au bout de quelques jours, elles pâlissent et prennent un aspect livide. Quelquefois l'éruption est passagère et peu abondante. Elle peut même manquer dans certains cas ; mais il est rare qu'elle ne s'aperçoive pas encore au commencement de la convalescence.

Pendant la présence de cette éruption, la maladie ne s'amende pas. Le délire, d'abord léger, devient plus marqué, parfois même il est bruyant et agité. Cependant le mal de tête a disparu, mais les idées ont perdu de leur clarté, les réponses sont lentes, la langue devient sèche, souvent raide et brunâtre. L'ouïe est dure, la peau acquiert une sensibilité particulière ; le malade reste plongé dans un assoupissement continuel. Mais, vers la fin de la deuxième semaine, la fièvre tombe, une amélioration rapide se prononce et la convalescence commence. Celle-ci, généralement courte chez les gens robustes, peut, dans certains cas, traîner en longueur et être difficile.— La mort, quand elle a lieu, arrive en moyenne du douzième au quinzième jour. Dans les cas très graves, elle peut survenir dès le cinquième ou le sixième jour. Elle peut aussi arriver tardivement par suite de complications et quand le malade a été mal soigné. Mais la guérison est plus fréquente, surtout si le malade reçoit des soins intelligents et se trouve placé dans de bonnes conditions d'hygiène. Disons enfin que, comme dans toutes les maladies, il y a une infinité de nuances dans la gravité du typhus, depuis les cas les plus légers jusqu'aux plus graves, et que les symptômes de la maladie varient suivant les épidémies comme suivant les individus.

III. — Signes distinctifs du Typhus et de la Fièvre typhoïde.

Le typhus, avons-nous dit, existe dans le Finistère depuis une époque très ancienne et a toujours été pris jusqu'à ces derniers temps pour la fièvre typhoïde (1). Il importe

(1) J'ai su dernièrement (en août 1891) que mon oncle, feu le docteur Gestin, qui a exercé

de faire cesser cette fâcheuse confusion. Les deux maladies ont bien des ressemblances, mais avec un peu d'attention, on peut les distinguer l'une de l'autre.

La fièvre typhoïde est beaucoup plus fréquente dans les villes que dans les campagnes. — Le typhus au contraire, excepté aux époques de calamités publiques, s'attache aux populations rurales.

La fièvre typhoïde se montre plus ordinairement par cas isolés et n'est pas sensiblement contagieuse (1). Le typhus est très contagieux, procédant généralement par groupes, frappant une famille entière et se transmettant de la manière la plus évidente.

La fièvre typhoïde est une maladie de la jeunesse, elle attaque très rarement l'âge mûr; les vieillards en sont exempts. — Le typhus n'épargne aucun âge. — La fièvre

---

la médecine à Quimper de 1824 à 1864, avait reconnu le typhus dans les communes de l'arrondissement. Il en a été de même depuis 1872 de quelques médecins qui ont été mes élèves.

(1) La fièvre typhoïde se propage par les eaux contaminées; rien ne prouve jusqu'ici qu'il en soit de même du typhus.

typhoïde est en général une maladie longue et dangereuse ; le typhus a une durée plus courte. Il est moins souvent mortel, proportionnellement. Il guérit ou tue plus vite.

Le début de la fièvre typhoïde est assez lent. — La période d'invasion du typhus est plus rapide, et le délire et autres symptômes graves se montrent plus tôt. — Pendant la première période du typhus, le visage et les yeux sont plus ou moins rouges. Cela n'a pas lieu dans la fièvre typhoïde.

Au début du typhus, il y a très habituellement de la constipation et le ventre reste plat ; parfois, vers la fin de la maladie, il peut se gonfler légèrement. — La diarrhée se montre dès le commencement de la fièvre typhoïde et le ballonnement du ventre est la règle.

Dans le typhus on voit presque toujours l'éruption rouge dont nous avons parlé. — Dans la fièvre typhoïde on voit assez souvent des taches rouges ressemblant à des piqûres de puce, mais ces taches sont très-peu nombreuses et très espacées ; on en compte une demi-douzaine, deux, ou trois douzaines au plus sur le ventre et au bas de la poitrine. Elles ne gagnent pas les membres, n'existent pas par centaines et par milliers comme dans le typhus et ne s'accompagnent pas de petites taches d'un brun livide.

La sensibilité de la peau et des chairs notée dans le typhus ne se remarque pas dans la fièvre typhoïde.

On n'a la fièvre typhoïde qu'une fois dans la vie, sauf de très rares exceptions. Il en est de même du typhus. Mais être atteint de l'une de ces deux maladies ne préserve pas de l'autre.

Enfin, il y a entre les deux maladies d'autres différences que le médecin seul peut apprécier et qui sont invariables et caractéristiques. Tels sont les signes tirés de la marche de la température du corps observée au thermomètre et surtout ceux que donne l'ouverture de l'intestin dans lequel la fièvre typhoïde produit des lésions tout à fait particulières, tandis que le typhus n'y laisse rien. Mais nous ne donnons ici que les caractères faciles à constater pour tout le monde.

IV. — Mode de propagation du Typhus. — Contagion par les personnes et par les objets. — Persistance du miasme contagieux.

Le typhus peut naître spontanément dans certaines conditions exceptionnelles d'encombrement et de misère qui peuvent se rencontrer dans les villes assiégées, dans les camps, à bord des vaisseaux, dans les prisons, les hôpitaux, etc. ; mais celui qui règne actuellement dans le Finistère ne naît et ne se propage que par contagion, de sorte qu'un cas de typhus étant donné, on peut presque toujours remonter à sa source. Que dans une ferme une personne soit atteinte de la maladie, et bientôt la plupart des persounes qui habitent la même pièce, quelquefois toutes, tombent malades. Parmi les parents et amis qui viennent les visiter et les soigner, quelques-uns sont atteints à leur tour et vont porter la contagion chez eux, et ainsi de proche en proche les localités voisines sont envahies. Ce sont les émanations exhalées par le malade qui empoisonnent ceux qui s'y exposent. Les effets, le lit, la chambre du malade s'imprègnent de ces émanations, de ce miasme du typhus et deviennent souvent l'intermédiaire de la contagion. Ainsi on peut voir des blanchisseuses, par exemple, contracter le typhus pour avoir lavé le linge des malades sans s'être approchées d'eux. On peut voir des personnes atteintes en allant demeurer ou seulement passer quelques heures dans un logement qui a été habité par des malades et qui n'a pas eté aéré et désinfecté.

Le miasme du typhus est doué d'une grande tenacité. Il reste longtemps fixé aux murs et au mobilier des chambres et surtout aux vêtements et aux objets de literie, et il peut être transporté au loin, tout en conservant ses propriétés contagieuses

Or, il est difficile de trouver des conditions plus favorables à la conservation d'un tel poison, que dans les fermes du Finistère, où la propreté et les règles les plus élémentaires de l'hygiène sont inconnues, où les logements, dont le sol est formé de terre battue, sont bas, sombres, encombrés, sans air et sans aération possible ; où les lits, servant à plusieurs générations, sont profonds, clos comme des armoires, garnis de paillasses épaisses et rarement renouvelées, etc. Il est évident que dans ces habitations le miasme contagieux doit se fixer et se renouveler par la production sucessive de nouveaux cas de la maladie, et il suffit presque de savoir que le typhus a fait une apparition dans le département : pour admettre qu'il a dû y rester.

Dans les classes aisées de la société, le typhus se transmet difficilement et s'éteint bientôt, parce que les habitations sont mieux aménagées, plus propres, plus aérées, et que les prescriptions de l'hygiène y sont mieux observées.

Dans les classes pauvres, au contraire, et chez nos cultivateurs dont les demeures sont telles que nous venons de le dire, où toute la famille habite la même pièce et s'entasse dans des lits fermès, il est impossible que le typhus n'exerce pas ses ravages. Alors on voit le nombre des malades s'accroître en raison de la fréquence des relations de la durée des visites et de la susceptibilité de ceux qui n'ont pas encore été atteints. L'épidémie diminue lorsque la plupart des gens de la localité ont été éprouvés, et le typhus ne se montre plus que par cas isolés. — Puis, au bout de quelques années, quand un certain nombre d'individus nouveaux et aptes à contracter la maladie se trouvent réunis dans la même localitè, les mêmes faits se reproduisent.

V. — Soins à donner aux malades.

Quand un individu est atteint du typhus, la première chose à faire est de l'isoler dans une chambre spacieuse et facile à aérer et de le coucher, non dans un de ces lits clos qui sont aussi dangereux pour le malade que pour ceux qui le soignent, mais dans un lit ordinaire sans rideaux, ou même sur une table garnie d'un matelas, car il est indispensable que l'air puisse se renouveler constamment autour du malade, sans toutefois le frapper trop directement. A cet effet, les portes et les fenêtres devront êtres ouvertes aussi souvent et aussi longtemps que le temps le permettra. Le malade ne doit pas être surchargé de couvertures ; il doit être tenu avec la plus grande propreté ; il est bon que sa barbe et ses cheveux soient coupés et que sa bouche soit nettoyée fréquemment. Sa chemise et ses draps seront souvent changés et plongés dans l'eau bouillante, aussitôt que quittés. Son vase sera vidé immédiatement, non à la porte de la maison, mais à quelques distance, ou dans une fosse, et après avoir pris la précaution d'y ajouter du chlorure de chaux ou quelqu'autre désinfectant. — Tous les matins, et même deux fois par jour, tout le corps du malade devra être, au moyen d'une grosse éponge ou de quelque chose d'analogue, lavé rapidement et largement avec de l'eau fraîche en été, dégourdie en hiver. On peut y ajouter un peu de vinaigre ou de l'hypochlorite de soude ou frotter du savon sur l'éponge. Ces lavages, qui peuvent se faire, le malade restant couché, ou mieux dans un grand baquet où on le tient assis ou debout, ne doivent pas durer plus d'une ou deux minutes. Ils sont suivis de quelques heures de bien-être et le plus souvent ils suffisent à amener la guérison, tout en diminuant beaucoup les chances de contagion. — Ils doivent être continués jusqu'à complet rétablissement.

Le malade ne doit pas être maintenu à la diète. Pendant les premiers jours, on lui donnera du bouillon ou du lait par petites quantités à la fois. Dès qu'il commencera à aller mieux, on lui offrira de petites soupes ; mais il faut éviter les aliments solides, car ils ne seraient pas digérés. Les tisanes sont inutiles ; le malade peut boire de l'eau fraîche, de l'eau et du vin, de l'eau sucrée, de l'eau et du miel, etc.; mais il ne doit boire que peu à la fois.

La plupart des cas de typhus peuvent être soignés par les moyens que nous venons d'indiquer et sans qu'il soit besoin de médicaments. Cependant, il peut être utile au commencement de la maladie de faire vomir et de donner une cuillerée d'huile de ricin. Mais l'usage répété des purgatifs est en général mauvais. Dans les cas graves, il faut appeler le médecin qui seul peut juger de l'utilité de quelques sangsues derrière les oreilles, ou de quelque remède, tel, par exemple, que le mélange usité en Irlande, et composé de 15 à 20 centigrammes d'émétique avec 15 à 20 gouttes de laudanum, ou bien de différents autres moyens de traitement.

Quand toutes les prescriptions qui viennent d'être énumérées sont suivies régulièrement et avec intelligence dès le commencement, on est certain, non seulement de sauver la plupart des malades, mais encore de restreindre considérablement les chances de contagion.

VI. — Précautions à prendre pour éviter la contagion.

Mais ce n'est pas tout. Il ne suffit pas que les malades soient traités et rendus moins dangereux pour les personnes qui les assistent, il faut aussi que ces dernières prennent de leur côté des mesures de préservation, de manière à diminuer encore la possibilité de la contagion.

Quand on n'a pas encore eu le typhus, on est à peu près sûr de le contracter si l'on reste longtemps près des typhiques, surtout si plusieurs malades sont réunis dans une chambre étroite et privée de ventilation. Mais il ne faut pas croire qu'en s'approchant d'un typhique on doive fatalement gagner la maladie. Il est facile de s'en préserver, sans pour cela manquer aux soins que l'on doit aux malades. On peut presque sans danger les voir et même les soigner s'ils sont placés dans des pièces vastes et aérées ; si les rapports ne sont pas trop prolongés et trop immédiats ; si l'on évite de respirer les émanations de leur haleine et de leur lit ; si les visites, même nombreuses et faites successivement à divers malades, sont séparées par un passage au grand air ; si l'on n'a pas l'estomac vide ; si l'on prend des précautions de propreté et qu'on les fasse scrupuleusement observer aux malades.

Mais comme, en définitive, quelques précautions qu'on prenne, on n'est jamais bien sûr de n'être point atteint ; ce qu'il y a de mieux à faire et ce que nous recommandons formellement, c'est d'écarter de la chambre du malade toutes les personnes inutiles. Une seule suffit pour les soins à donner, et il faut, quand cela est possible, que ce soit une personne ayant eu déjà le typhus.— Quelle qu'elle soit, elle devra se pénétrer des instructions qui précèdent et restreindre, autant que possible, ses relations avec les gens bien portants, parce que, sans être atteinte elle-même, elle peut leur porter le miasme contagieux.

VII. — Nettoyage et purification des logements.

Enfin, il ne faut pas oublier que tous les objets qui environnent le malade restent imprégnés du poison typhique et peuvent, après un temps très long, reproduire la maladie.

Il est donc indispensable de procéder à une désinfection complète des chambres qui ont été occupées par les malades. La première chose à faire est d'y brûler du soufre (35 à 40 grammes par mètre cube de la chambre) après avoir fermé et bouché hermétiquement toutes les ouvertures. Le lendemain ou le surlendemain on ouvre largement les portes et les fenêtres et on laisse circuler l'air pendant un jour ou deux. On répand du chlorure de chaux sur le sol et on en badigeonne les murs, Puis on nettoie à fond. Les meubles sont enlevés et nettoyés au grand air où on les laisse quelque temps. Le lit surtout doit être lavé avec de la lessive bouillante, puis badigeonné au chlorure de chaux. Les paillasses devront être brûlées, les matelas défaits et passés à la lessive bouillante ou passés à l'étuve à vapeur sous pression, de même que les oreillers, couvertures, draps, vêtements, etc. Après ces opérations de nettoyage et de désinfection, la chambre doit être laissée encore quelque temps ouverte et livrée aux courants d'air, et alors seulement elle peut être de nouveau habitée sans inconvénient.

Telles sont les mesures qu'il faut prendre contre la propagation du typhus. Elles ne sont pas d'une exécution difficile. Si elles étaient appliquées partout où le typhus règne et a régné depuis quelque temps, la maladie ne tarderait pas à disparaître.

VIII. — Nécessité de l'hygiène dans les campagnes.

Malheureusement il est à craindre que ces conseils ne restent longtemps stériles, car l'utilité de l'hygiène, qui est l'art de conserver la santé, ne peut être comprise que par les populations déjà pourvues d'un certain degré d'instruction. On sait bien que la santé est le premier de tous les biens, qu'elle est la première condition du travail, de la production et de l'aisance, mais dans nos campagnes on ne soupçonne même pas les influences pernicieuses qui peuvent la compromettre. La malpropreté, la passion de l'alcool, d'absurdes préjugés sont l'origine d'une foule de maux que l'instruction et la pratique des règles les plus simples de l'hygiène feraient disparaître.

La variole exerce parfois de terribles ravages; cependant la vaccination, qui en est le préservatif, n'est acceptée qu'avec difficulté, et la revaccination est inconnue.

Les habitations, déjà si dangereuses relativement à la permanence du typhus, deviennent trop souvent, par leur insalubrité, des foyers d'autres maladies contagieuses ou d'affections qui, pour n'être pas contagieuses, n'en portent pas moins de graves atteintes à la santé et à la constitution.

Enfin, les populations rurales, qui devraient cependant être pleines de vigueur et de santé, souffrent, périclitent et donnent un chiffre affligeant de mortalité. C'est à leur défaut d'instruction qu'elles doivent attribuer cette triste situation. L'administration fait tous ses efforts pour dissiper l'ignorance. Aux hommes éclairés et influents qui vivent au milieu des populations si intéressantes de nos campagnes, incombe le devoir de seconder ces efforts et de répandre autour d'eux la connaissance des saines pratiques de l'hygiène.

RÉSUMÉ.

I. — Le typhus existe à l'état permanent dans le Finistère et y occasionne un grand nombre de décès.

II. — Cette maladie, confondue jusqu'ici avec la fièvre typhoïde, présente des symptômes auxquels il est assez facile de la reconnaître.

III. — Le typhus est très contagieux et c'est toujours par contagion qu'il se propage dans le département. La contagion a lieu directement par les malades ou, indirectement, par les objets qui leur ont servi et les chambres qu'ils ont habitées. — Le miasme du typhus est très tenace.

IV. — Le traitement des cas ordinaires de typhus est facile. Il consiste à isoler les malades, à leur donner de l'air, à les tenir très proprement, à leur laver le corps avec de l'eau fraîche, à les nourrir légèrement.

V.— Pour empêcher la contagion, il faut, en outre des moyens qui précèdent, ne pas rester trop longtemps près des malades, n'être pas à jeûn, se tenir proprement, aller respirer souvent au grand air, renvoyer les personnes inutiles, lessiver à l'eau bouillante les effets des malades, désinfecter et jeter au loin le contenu de leurs vases ; puis, la maladie terminée, donner beaucoup d'air à la chambre, enlever les meubles, laver les lits à la lessive bouillante, les laisser quelque temps à l'air, nettoyer les murs et les planchers, et les badigeonner avec de la chaux additionnée de chlorure de chaux.

VI.— Le typhus, de même que beaucoup d'autres maladies qui règnent dans le Finistère, disparaîtra pour toujours quand, avec l'instruction, la connaissance des éléments de l'hygiène pénétrera dans les campagnes.

Dr GESTIN.

Quimper, imp Cotonnec.

www.ingramcontent.com/pod-product-compliance
Ingram Content Group UK Ltd.
Pitfield, Milton Keynes, MK11 3LW, UK
UKHW012307240726
13966UKWH00004B/1706